BEI GRIN MACHT SICH IHR WISSEN BEZAHLT

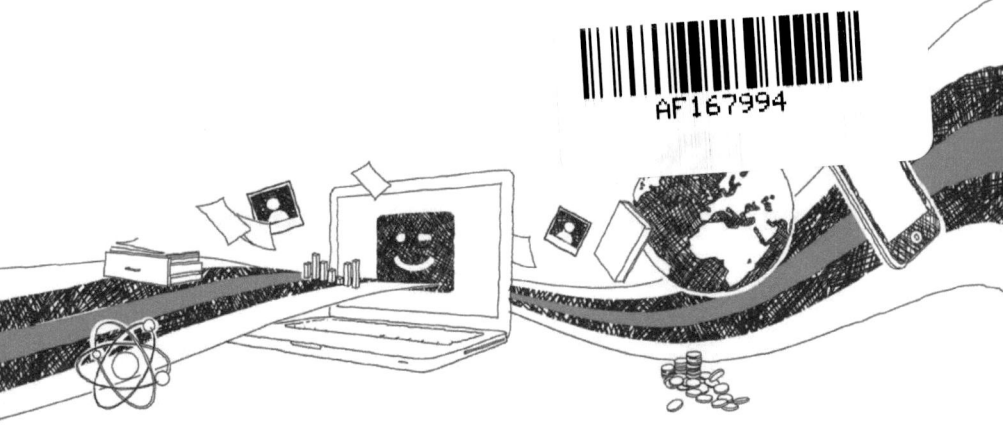

- Wir veröffentlichen Ihre Hausarbeit,
  Bachelor- und Masterarbeit

- Ihr eigenes eBook und Buch -
  weltweit in allen wichtigen Shops

- Verdienen Sie an jedem Verkauf

Jetzt bei www.GRIN.com hochladen und kostenlos publizieren

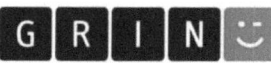

Biografiearbeit mit dementiell erkrankten Senioren. Wie gelingt Erinnerungsarbeit trotz fortschreitendem Vergessen?

Linda Schmoll

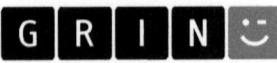

Bibliografische Information der Deutschen Nationalbibliothek:

Die Deutsche Nationalbibliothek verzeichnet diese Publikation in der Deutschen Nationalbibliografie; detaillierte bibliografische Daten sind im Internet über http://dnb.d-nb.de abrufbar.

ISBN: 9783346329974
Dieses Buch ist auch als E-Book erhältlich.

© GRIN Publishing GmbH
Nymphenburger Straße 86
80636 München

Druck und Bindung: Books on Demand GmbH, Norderstedt Germany
Gedruckt auf säurefreiem Papier aus verantwortungsvollen Quellen

Das vorliegende Werk wurde sorgfältig erarbeitet. Dennoch übernehmen Autoren und Verlag für die Richtigkeit von Angaben, Hinweisen, Links und Ratschlägen sowie eventuelle Druckfehler keine Haftung.

Das Buch bei GRIN: https://www.grin.com/document/979618

Biografiearbeit mit dementiell erkrankten Senioren
- Wie gelingt Erinnerungsarbeit trotz fortschreitendem Vergessen?

Veranstaltungstitel: Seminar „Biografie und Pädagogik"

Semester: SS 2015

Inhaltsverzeichnis

1 Einleitung

In dieser Hausarbeit werde ich mich mit der Bedeutung und den Möglichkeiten der Durchführung von Biografiearbeit mit dementiell erkrankten Senioren in der Pflege auseinandersetzen.

Aktuell sind bis zu 1,6 Millionen Menschen in Deutschland an Demenz erkrankt, bis zum Jahr 2050 wird sich diese Zahl voraussichtlich verdoppelt haben.[1]

Grund dafür ist die demografische Entwicklung einer immer älter werdenden Gesellschaft. Aufgrund der stark anwachsenden Anzahl der Bevölkerungsgruppe dementieller Kranken ist es wichtig zu wissen, wie man Erinnerungen und das Bewusstsein für die eigene Identität so lange wie möglich bewahrt.

Der Einsatz von Biografiearbeit als Teil der pädagogischen Arbeit ist vielfältig und „(…) auch im Pflegebereich wird die Bedeutung des biographischen Zugangs in wachsender Weise erkannt (…)", und wird deshalb auch „(…) „biographische Pflege" (…)"[2] genannt.

Meine Überlegung, wie man nun Zugang zu der Lebensgeschichte von einem Menschen mit Demenz erhält, der zunehmend die Kontrolle über sein Denkvermögen verliert, hat mich zu der Fragestellung geführt: Wie gelingt Erinnerungsarbeit trotz fortschreitendem Vergessen?

Im Folgenden werde ich mich zuerst beiden zentralen Begriffen „Biografie" und „Demenz" annähern. Dann benenne ich Methoden der Biografiearbeit und werde diese auf die Erinnerungsarbeit festlegen, um die Bedeutung der Vergangenheit für Demenzkranke zu verdeutlichen. Anschließend gehe ich auf die Ziele der Biografiearbeit in der Pflege von dementiellen Kranken ein.

2 Definition „Biografie(-Arbeit)"

„Biografie" bedeutet übersetzt „Die Lebensbeschreibung".[3] Durch sie erfährt man, wie ein Mensch sein Leben wahrnimmt und erlebt.

---

[1] Vgl. Bundesministerium für Gesundheit: Zukunftswerkstatt Demenz, 03.08.2015 URL https://www.bundesgesundheitsministerium.de/themen/pflege/demenz/zukunftswerkstatt-demenz.html (aufgerufen am 27.09.2015).
[2] Klingenberger, Hubert: Handbuch Altenpädagogik, 1996, S. 126.
[3] Der Brock Haus, 2005, S. 99.

Die Erinnerung an die Vergangenheit ist der Grundstein, um eigene Verhaltensweisen, Angewohnheiten oder Ansichten auf das Leben erklären zu können.

Es ist unmöglich, sich an alles zu erinnern, was man im bisherigen Leben erlebt hat, das ist aber auch nicht nötig, denn „(…) Erinnerungen entstehen durch die besondere Bedeutung von Erfahrungen und Gefühlen"[4]. Das bedeutet, dass der Mensch bewusst und unbewusst diejenigen Erfahrungen und Erlebnisse selektiert, mit denen er eine prägende, emotionale und wichtige Bedeutung verbindet und so „(…) eine subjektive Konstruktion der eigenen Geschichte"[5] entsteht.

2.1 Alltägliche Biografiearbeit

Bei der Arbeit mit der Biografie unterscheidet man zwischen der alltäglichen und der angeleiteten Auseinandersetzung mit der eigenen Lebensgeschichte. Durch die tägliche Biografiearbeit geben wir Ereignissen reflexiv eine Bedeutung, speichern sie ab oder vergessen sie.[6] Indem wir uns regelmäßig aktiv Gedanken über die täglichen Geschehnisse und deren Bedeutung für uns machen, kommen wir uns selber näher und bleiben uns so der eigenen Identität bewusst.

2.2 Angeleitete Biografiearbeit

Angeleitete Biografiearbeit, also z.B. von Pflegekräften unterstützt und angeregt, wird eingesetzt, um dem Patienten zu helfen, sich an die eigene Geschichte zu erinnern und Erlebnisse bewusst zu reflektieren. Außerdem hilft es den Pflegern, den Patienten nicht nur als Kranken, sondern als ein Gesamt seiner im Laufe des Lebens gesammelten Erlebnisse und Erfahrungen zu sehen und die gesammelten Erkenntnisse in der Pflege und im Umgang mit dem Menschen zu berücksichtigen.

Speziell in der Arbeit mit Demenzkranken, in der die Aktivierung des Langzeitgedächtnisses angestrebt wird, spricht man bei der Biografiearbeit auch von Erinnerungsarbeit.

---

[4] Schneberger, Margarete/ Jahn, Sonja/ Mariono, Elfriede: „Mutti lässt grüßen", 2010, S. 44.
[5] Ebd., S. 44.
[6] Vgl. Ebd., S. 45.

3 Definition „Demenz"

Der Begriff „Demenz" stammt vom lateinischen Wort „dementia" ab und bedeutet soviel wie „ohne Geist" bzw. „ohne Verstand"[7] und bezeichnet eine „durch Hirnschädigung erworbene Minderung von Intelligenz und Gedächtnis."[8] Demenz ist keine genaue Diagnose, denn sie ist der Oberbegriff von „(...) fortschreitenden Erkrankungen des Gehirns. (...) Alzheimer (...) ist die häufigste und bekannteste aller Demenzen."[9]

Im Folgenden werde ich nicht auf die verschiedenen Arten und Ausprägungen der Krankheit eingehen können, daher verwende ich den Oberbegriff Demenz. Ein demenzkranker Mensch verliert nicht vollständig das Bewusstsein über die eigene Identität und seine Umwelt. Vielmehr ist es so, dass „(...) viele der im Laufe des Lebens erworbenen Fähigkeiten und Angewohnheiten bestehen bleiben (...)"[10], doch durch „(...) Störungen auf kognitiver, psychischer und motorischer Ebene (...)"[11] sind selbstständige Aktivitäten und alltägliche Handlungen oft entweder gar nicht mehr, oder nur noch mit Unterstützung möglich. Menschen mit fortgeschrittener Demenz sind daher meist auf eine ständige Betreuung angewiesen.

Demenz selber ist nicht angeboren und weil „(...) jeder Mensch einzigartig ist, ist die Demenzerfahrung eines jeden Menschen einzigartig"[12], das heißt der Verlauf und das Ausmaß von Symptomen sowie der Umgang mit der Beeinträchtigung ist individuell. Angehörige, Familie und Freunde „(...) sind einer enormen psychischen Belastung ausgesetzt (...)", denn der „(...) ihnen vertraute Mensch verändert sich auf allen Ebenen, verliert bekannte Wesenszüge, Persönlichkeitsmerkmale."[13] Gleichzeitig besteht eine Herausforderung mit Veränderungen durch „(...) befremdendes Verhalten, sozialen Rückzug, eine schwierige Kommunikationsebene u.Ä."[14].

---

[7] Wehner, Lore/ Schwinghammer, Alva: Sensorische Aktivierung, 2009, S. 14.
[8] Der Brock Haus, 2005, S. 177.
[9] Stechl, Elisabeth/ Steinhagen-Thiessen, Elisabeth/ Knüvener, Catarina: Demenz- mit dem Vergessen leben, 2008, S. 22.
[10] Bowlby Stifton, Carol: Das Demenz-Buch, 2011, S. 117.
[11] Wehner, Lore/ Schwinghammer, Alva: Sensorische Aktivierung, 2009, S. 14.
[12] Bowlby Stifton, Carol: Das Demenz-Buch, 2011, 2. Aufl., S. 117.
[13] Wehner, Lore/ Schwinghammer, Alva: Sensorische Aktivierung, 2009, S. 15.
[14] Ebd., S. 15

4 Innere und äußere Biografie

Die Biografie eines Menschen kann man in die äußere und die innere Biografie einteilen.

Die äußere Biografie beschreibt den Lebenslauf, das heißt, er enthält objektive Ereignisse und Veränderungen.[15] Diese sind festgelegt auf Daten einschneidender Wendungen im Leben, wie z.b. der Geburtstag, die Hochzeit oder der Beruf.

„Eingerahmt" von der äußeren Biografie ist die innere Seite, die die „Wahrnehmung der verschiedenen Lebensereignisse (…)" fokussiert, „(…) wie sie bewertet und in das Leben eingeordnet werden."[16]

Für die Arbeit mit der Biografie sind beide Seiten mit einzubeziehen. Die Lebensfakten, d.h. die äußere Biografie, gibt einen ersten Einblick über den Lebensverlauf und darüber, was der Mensch wann durchlebt hat. Eine Möglichkeit, das gesammelte Wissen übersichtlich zusammenzutragen, ist ein Biografiebogen.

Der Biografiebogen ist ein immer wieder veränderbares Dokument. Angehörige können dazu ein Formular ausfüllen. Hier werden Angaben zur Ausbildung, zum Beruf, zur Familie, zur Persönlichkeit und auch zur Krankheitsgeschichte des Betroffen gemacht. Die Pflegekraft oder die betreffende Kontaktperson kann diesen Einblick als Ausgangspunkt für Gespräche oder die Alltagsgestaltung nehmen, in denen er den Erkrankten besser kennen lernen wird und den Biografiebogen selber weiterführt, denn „Ständige Ergänzung, um Aktualität zu gewährleisten, ist wichtig!"[17] Auf diese Weise gibt die äußere Biografie eine erste Orientierung über die Vorgeschichte, Gewohnheiten und die Eigenschaften eines Menschen, mit der zu der inneren Seite vorgearbeitet werden kann.

---

[15] Vgl. Schneberger, Margarete/ Jahn, Sonja/ Mariono, Elfriede: „Mutti lässt grüßen…",2010, S. 45.
[16] Ebd., S. 46.
[17] Wehner, Lore/ Schwinghammer, Alva: Sensorische Aktivierung, 2009, S. 138.

5 Erinnerungspflege

Erinnerungspflege ist Biografiearbeit, die sich, wie der Name bereits verrät, auf die Lebensgeschichte in der Vergangenheit bezieht und sich mit Erinnerungen auseinandersetzt/sie „pflegt". Dadurch, dass Demenzkranke im hohen Alter bereits viel Lebenszeit hinter sich und so viele Erfahrungen gesammelt und durchlebt haben, spielt die Zeit eine große Rolle.

Indem man die Vergangenheit wieder aufleben lässt, kann der alltägliche Umgang mit den alters- und krankheitsbedingten psychischen und physischen Einschränkungen erleichtert werden. Denn je mehr Probleme das neu Erlebte bereitet und sich die motorischen Fähigkeiten wie Gehen und Beweglichkeit verschlechtern, sich also der „Aktivitätsradius der alten Menschen verringert, desto wichtiger wird für sie die Vergangenheit. Sie ist oftmals zentraler Gesprächsstoff und bietet die Möglichkeit, in Kontakt zu treten".[18]

Ziel der Methoden von der Erinnerungspflege „(...) ist die individualisierte Ansprache und Zuwendung über die Sinne - möglichst mit einer Vielfalt von Reizen, die geeignet sind, verbliebene Erinnerungsfähigkeiten spielerisch und ohne Leistungsdruck zu aktivieren und aufzugreifen."[19]

Im Folgenden werde ich Methoden im Rahmen der Erinnerungspflege vorstellen.

5.1 Gesprächsorientierte Erinnerungspflege

Um mit dem Demenzkranken in Kontakt zu kommen und um Vertrauen aufbauen zu können, ist es sinnvoll, die Biografiearbeit mit einem Gespräch zu beginnen. Selbstverständlich muss dem Pfleger oder dem Angehörigen bewusst sein, dass sich die Kommunikation von der mit geistig gesunden Menschen unterscheidet.

Um die verschiedenen Ebenen der Kommunikation differenziert darstellen zu können, unterscheide ich im Folgenden zwischen der verbalen und der non-verbalen Sprache.

---

[18] Osborn, Caroline/Schweitzer, Pam/Trilling, Angelika: Erinnern,1997, S. 18.
[19] Kompetenznetz Demenz e.V., Mannheim, URL http://www.kompetenznetz-demenzen.de/betroffene/therapien/weitere-therapien/ (aufgerufen am 28.09.2015).

Bevor man das Gespräch beginnt, sollte ein Basiswissen über den Menschen vorliegen, beginnend bei dem sozialen,- geschichtlichen,- und politischen Hintergrund, der miterlebt wurde. Außerdem liefert der Biografiebogen (s.o.) persönliche Informationen und erste Ideen für Gesprächsthemen.

5.1.1 Das Gespräch

Sofern der Patient bereit ist, von seinem Leben zu berichten, ist vor allem die Fähigkeit des aktiven Zuhörens wichtig.

Um Aufmerksamkeit zu zeigen und um Interesse an der Person zu signalisieren, ist der Blickkontakt von großer Bedeutung, damit der Demenzkranke „(...) über die Augen eine Situation emotional erfassen und die Haltung der Kontakt aufnehmenden Person spüren kann. Dieses „Erspüren" (...) wird den weiteren Verlauf der Kommunikation stark beeinflussen."[20] Auf diese Weise fühlt sich der Erzählende in seiner Position ernst genommen und erfährt Wertschätzung. Ein aufmunterndes Nicken oder ein Lächeln sowie Humor, d.h. Mitlachen über lustige Geschichten, können die Situation entspannen.

Der Erzählende sollte in seinem Redefluss auf keinen Fall unterbrochen werden, weil sein Kurzzeitgedächtnis den Gedanken nicht festhalten kann. Wenn er ihn nicht sofort aussprechen kann, geht er verloren.[21]

Außerdem ist zu beachten, dass sich der Gegenüber nicht durch zu komplizierte und anspruchsvolle Themen überfordert fühlen soll. Auch bei der Sprache ist zu bedenken, dass „Wenn die kognitiven Fähigkeiten verloren gehen, (...) die Kontaktpersonen eine einfache Sprache sprechen (...)"[22] müssen. Kurze und inhaltlich einfache und klar strukturierte Sätze werden am ehesten verstanden und ermöglichen einen Dialog.

Wenn eine Pause entsteht oder zum Erzählen animiert werden soll, macht man dies nicht mit Fragen, die eine präzise Antwort verlangen. Denn dies kann zur Folge haben, dass der Gegenüber in Verlegenheit gebracht wird aus Angst, die „richtige" Antwort nicht zu kennen und zu scheitern. Deshalb sind offene Fragen, die nach Meinungen und Interessen fragen sinnvoller, denn subjektive

---

[20] Schneberger, Margarete/ Jahn, Sonja/ Mariono, Elfriede: „Mutti lässt grüßen, 2010, S. 94.
[21] Haberstroh, Dr. Julia/ Pantel, Prof. Dr. Johannes/ Neumeyer, Katharina: Kommunikation bei Demenz, 2011, S. 42.
[22] Schneberger, Margarete/ Jahn, Sonja/ Mariono, Elfriede: „Mutti lässt grüßen...", 2010, S. 94.

Wahrnehmungen können nicht falsch sein und garantieren Erfolg.[23] Mögliche Fragestellungen sind zum Beispiel: Welche Gefühle haben Sie, wenn Sie an Ihre Kindheit denken? Haben Sie so etwas schon einmal gemacht? Was gefällt Ihnen am Sommer besonders gut?

Des Weiteren ist zu beachten, dass sich Demenzkranke vor allem „(…) gut an Dinge erinnern, die vor Ihrer Erkrankung liegen. (…) Diese Informationen wurden sicher (…) abgespeichert und können gut abgerufen werden."[24] Das bedeutet, dass sich die Gesprächsthemen und Erzählungen vor allem auf Ereignisse richten sollten, die sich im Langzeitgedächtnis befinden, wie z.B. die Kindheit.

Neue Eindrücke dagegen werden schlechter behalten. Gesunde Menschen können gegenwärtige Eindrücke in für sie wichtige und unwichtige Informationen unterscheiden. Der Demenzkranke ist dazu nicht in der Lage. „Jede Information erscheint gleich relevant, gleich wichtig." Das Gehirn „(…) erfährt also eine unglaubliche Reizüberflutung, da alle Eindrücke – ob Geräusche, Bilder, Gerüche oder Gefühle – mit gleicher Wichtigkeit und Intensität in das Gehirn einströmen."[25] Das Gehirn ist überfordert und kann sich nicht auf die relevanten Informationen konzentrieren, nichts von dem neu Erlebten wird gefiltert und abgespeichert, sondern erst gar nicht richtig aufgenommen.

5.1.2 Schlüsselwörter

Um Demenzkranke in ihrem Inneren zu erreichen und Gedächtnisstützen geben zu können, sind Impulse durch bestimmte Wörter nötig, die von dem Patienten mit starken Gefühlen verbunden werden. Diese Wörter werden Schlüsselwörter genannt.

Wenn man sich das Gedankenkonstrukt eines Demenzkranken verbildlichen möchte, kann man es sich als ein „(…) Erinnerungshaus (…) mit vielen Zimmern und den dazu gehörenden Türen (…)" vorstellen, „(…) deren Öffnung nur mit einem Schlüssel möglich ist. Diese Schlüssel sind Erinnerungen/Erfahrungen aus dem Leben eines Menschen."[26] Die Zimmer stehen für wichtige Menschen, z.B. den Eltern oder den Kindern, oder für Lebensphasen, z.B. der Kindheit oder

---

[23] Vgl. Bowlby Stifton, Carol: Das Demenz-Buch, 2011, S. 290.
[24] Haberstroh, Dr. Julia/ Pantel, Prof. Dr. Johannes/ Neumeyer, Katharina: Kommunikation bei Demenz, 2011, S. 41.
[25] Ebd., S. 41.
[26] Schneberger, Margarete/ Jahn, Sonja/ Mariono, Elfriede: „Mutti lässt grüßen…", 2010, S. 68.

der Schulzeit. Die Gemeinsamkeit von „seelischen Räumen" besteht darin, dass die dort abgespeicherten Erinnerungen etwas im Menschen auslösen, weil sie für ihn emotional sehr bedeutsam sind.

Schlüsselwörter sind also Türöffner zu Erinnerungen und Auslöser von Gefühlen. Im Alltag können sie dem Demenzkranken Orientierung und ein Gefühl der Sicherheit, Ruhe vermitteln.

Um die Schlüsselwörter eines Menschen herauszufinden, sind das aktive Zuhören und das Achten auf Mimik und Gestik des Erzählenden wichtig. Wenn jener z.b. bei der Frage nach einer bestimmten Geschichte glänzende Augen bekommt, wach wird und mit Begeisterung erzählt, ist das ein klares Zeichen dafür, dass man einen Schlüssel gefunden hat. Auf diese Weise vergewissert sich der Kranke seiner Identität und sein Gegenüber hat Anteil daran, womit sich der Mensch Gedanken macht und was ihn beschäftigt.

Im Laufe der Biografiearbeit besteht die Möglichkeit, ein paar der Türen zu öffnen, den Menschen besser kennen zu lernen, die Beziehung zu ihm zu verbessern und ihm zu helfen, sich an die wichtigen Dinge zu erinnern. Wenn eine Tür nicht geöffnet werden soll, weil sich dahinter vielleicht schmerzliche Erfahrungen verbergen, die lieber vergessen bleiben sollen, muss das akzeptiert werden. Der Demenzkranke bestimmt selbst, was er von sich preisgeben möchte.

5.1.3 Non-Verbale Kommunikation

Bei Fortschreitender Demenz gestaltet sich die Kommunikation mit Erkrankten als immer schwieriger. Die lebenslang erlernte Fähigkeit, Empfindungen und Wünsche in Worte zu fassen und auszudrücken wird wegen „(...) Wortfindungsstörungen, Wortverwechslungen und Silbenverdrehungen"[27] zunehmend zu einer Herausforderung, sich anderen Menschen verständlich zu machen.

Deshalb ist es umso wichtiger, die non-verbale Sprache in die Kommunikation mit einzubeziehen und zu berücksichtigen. Wir benutzen diese Elemente in Verbindung mit der verbalen Sprache, um unserem Gesprächspartner gegenüber unsere Gefühlslage mitzuteilen und um zu verdeutlichen, wie Aussagen aufgenommen werden sollen.

---

[27] Haberstroh, Dr. Julia/ Pantel, Prof. Dr. Johannes/ Neumeyer, Katharina: Kommunikation bei Demenz, 2011, S. 46.

Die Kommunikation ohne Worte meint also unter anderem die Körpersprache, Gestik, Mimik und Tonfall aber auch Bewegungsgeschwindigkeit, Kleidung oder Geruch. Da diese non-verbalen Elemente bei gesunden Menschen zu einer gefühlsbetonenden Begleitung von dem Gesagtem beitragen, spricht man auch von der „emotionalen Sprache".

Obwohl Demenzkranke zunehmend Schwierigkeiten mit dem Sprechen haben, behalten sie noch lange Zeit „(...) die Fähigkeit zum nonverbalen Senden und Empfangen von Informationen insbesondere auf der Beziehungsebene."[28] Das ist eine nicht zu unterschätzende Stärke, denn immerhin beinhaltet die nonverbale Kommunikation einen Anteil von 70- 90% in der Verständigung und Interaktion mit anderen Menschen.[29] Das ist auch der Grund, weshalb Kinder, die noch nicht richtig Sprechen gelernt haben, trotzdem durch Weinen, Zeigen auf Gegenstände oder Gesichtsausdrücke ihre Bedürfnisse ausdrücken und von den Eltern verstanden werden können.

Dabei ist darauf zu achten, dass die verbale und non-verbale Kommunikation übereinstimmen. Wenn man z.B. sagt: „Natürlich bist du mir wichtig!", dies aber mit einem genervten oder gelangweilten Unterton tut, aus Ungeduld oder weil man in Eile ist, bleibt bei dem Demenzkranken nicht der Inhalt hängen, sondern das Gefühl, zurückgewiesen worden zu sein. Folglich besteht die Gefahr des Rückzuges, der Verunsicherung oder sogar eines aggressiven Verhaltens.

5.2 Aktivitätsorientierte Erinnerungspflege

Als eine andere Möglichkeit aber vor allem als Ergänzung zur Kommunikation bietet es sich an, dem Patienten Aktivitäten zu ermöglichen, die einen Bezug zur Lebensgeschichte haben.

Die Aktivitäten können ganz unterschiedlich gestaltet sein, von gemeinsamen Kochen oder Basteln bis zu einer Museumsbesichtigung oder eines Ausfluges an einen Ort, der eine hohe Relevanz für die Lebensgeschichte besitzt. Für eine solche die Planung solcher ist selbstverständlich auf die Interessen und

---

[28] Haberstroh, Dr. Julia/ Pantel, Prof. Dr. Johannes/ Neumeyer, Katharina: Kommunikation bei Demenz, 2011, S. 34
[29] Vgl. Huge, Diplom-Pädagoge Dr. Wolfgang: Körpersprache im Praxisalltag, Bad Essen 29.01.2010, URL http://www.iww.de/ppa/archiv/patientenkommunikation-koerpersprache-im-praxisalltag-f29299 (aufgerufen am 27.09.2015).

Fähigkeiten sowie die geistigen und körperlichen Möglichkeiten des Erkrankten individuell zu achten, ein „Standardkonzept" gibt es nicht.

„Aktivität" wird also in dem Zusammenhang als eine Erfahrung im Alltag verstanden und nicht als eine anstrengende oder sportliche Betätigung. Vor allem sprechen sie aber die Sinnesorgane an. In dem Zusammenhang wird von einer „Sensorischen Aktivierung" gesprochen, das heißt „(…) unter Einbeziehung aller Sinnesorgane (…)" ein „(…) motorisches, kognitives, verbales ganzheitliches „Wirksam-und Tätigwerden"" [30] möglich zu machen. Dadurch werden „(…) noch vorhandene, aber meist brachliegende Fähigkeiten gestärkt, (…) Worte, Geschichten, Bilder und emotionale Eindrücke weder abrufbar gemacht. (…). Das „Tätigwerden" bedeutet Lebensqualität, Lebenssinn, Lebensfreude u.v.m."[31]

Bilder, Geräusche, Gerüche, Räume oder Gegenstände geben wichtige Impulse an das Gedächtnis. Ein Foto aus der Jugendzeit kann Geschichten wieder vergegenwärtigen, der Duft einer Blume oder eines Gerichtes weckt Heimatgefühle.

<u>5.2.1 Das Lebensbuch als Schlüssel</u>

Eine wirksame Methode, um einem Demenzkranken visuelle Impulse zu geben, ist die Erstellung eines sogenannten Lebensbuches.

Dieses bezeichnet eine Sammlung von Bildern, Dokumenten, Zeichnungen, usw. Es gibt selbstverständlich keine feste Vorgabe, wie ein Lebensbuch aussieht und was es beinhalten soll. Die Hauptabsicht des Projektes besteht darin, dass die Inhalte das Leben einer Person anschaulich wiedergeben und immer wieder einen Einblick in wichtige Lebensabschnitte- oder Phasen ermöglicht.

Die gesammelten Erlebnisse eines Menschen „(…) gleichen einem Bücherregal voller Geschichtsbücher. (…) Bei Demenzkranken Personen werden in ihren inneren „Bücherregalen" die Bücher vom heutigen Zeitpunkt bis zur Kindheit verschüttet, gelöscht, oder über Jahrzehnte durcheinander gewürfelt."[32]

Das Lebensbuch bietet nicht nur Idee für Gesprächsstoff, sondern vor allem die Möglichkeit, eine übersichtliche Ordnung in das gedankliche Chaos zu bringen. Um nicht nur die Erinnerungen, sondern auch gegenwärtige familiäre

---

[30] Wehner, Lore/ Schwinghammer, Alva: Sensorische Aktivierung, 2009, S. 2.
[31] Ebd., S. 2.
[32] Schneberger, Margarete/ Jahn, Sonja/ Mariono, Elfriede: „Mutti lässt grüßen…", 2010, 2. Aufl., S. 84.

Beziehungen und Namen im Bewusstsein zu behalten, ist auch die Ergänzung durch einen Stammbaum möglich.[33]

Wenn möglich, ist die Demenzkranke Person an der Zusammenstellung und der Gestaltung des Buches beteiligt. Deshalb ist es sinnvoll, das Lebensbuch so früh wie möglich zu beginnen, gerade weil der Prozess bis zur Fertigstellung ein langer sein kann. Bilder sollten am besten groß ausgedruckt und Schriften und Texte laminiert werden, damit sie oft in die Hand genommen und gesäubert werden können. Ist die Demenz so weit fortgeschritten, dass der Erkrankte sich nicht von sich aus an die Geschichten erinnern kann, werden sie ihm erzählt. Auf diese Weise hat man, wenn auch nur für eine kurze Zeit, einen Zugang zu der Person.[34]

5.2.2 Musik als Schlüssel

Geräusche und vor allem Musik spricht das Gedächtnis auf eine besonders intensive Art und Weise an. Auch Demenzkranke Menschen, die bereits ihre sprachliche Fähigkeit verloren haben, werden von vertrauten Liedern und Melodien in ihrem Innersten erreicht und können diese genießen.[35]

Musik als Medium „(...) spricht uns an, sie belebt, bereichert und überbrückt die vielen demenzbedingten Kommunikationsdefizite (...)" und stellt einen „(...) Kontakt mit den damit verbundenen, reichen emotionalen Erinnerungen (...)"[36] her. Der Demenzkranke hört nicht nur eine Abfolge von Noten und verschiedene Instrumente, sondern er wird in die damit assoziierte Stimmung versetzt.

Selbstverständlich müssen zum einen die Musiktrends aus der Jugendzeit des Erkrankten beachtet werden und zum anderen der individuelle Musikgeschmack, denn die „(...) Musik aus jungen Jahren – aus der Zeit zwischen 15 und 25 - (...)" wird „(...) am deutlichsten erinnert und am liebsten gehört."[37] So fühlt sich vielleicht in seine Kindheit zurückversetzt, weil er eine Melodie wiedererkennt, die die eigene Mutter damals oft vor sich hin gesummt hat. Diese Informationen stehen vielleicht im Biografiebogen (s.o.) oder können bei Angehörigen nachgefragt werden. Musik kann natürlich auch mit dem Betrachten von Fotos verbunden werden. Auf diese Weise versetzt das Ansehen eines Bildes vom Abschlussball

---

[33] Vgl. Osborn, Caroline/ Schweitzer, Pam/ Trilling, Angelika: Erinnern, 1997, S. 38.
[34] Vgl. Schneberger, Margarete/ Jahn, Sonja/ Mariono, Elfriede: „Mutti lässt grüßen...", 2010, S. 84.
[35] Vgl. Osborn, Caroline/ Schweitzer, Pam/ Trilling, Angelika: Erinnern, 1997, S. 53.
[36] Bowlby Stifton, Carol: Das Demenz-Buch, 2011, S. 158.
[37] Ebd., S. 158.

an der Schule, zusammen mit einem damals gespielten Lied, den Demenzkranken in die Zeit zurück.

Eine andere Besonderheit der Musik liegt darin, dass selbst Demenzkranke, die schon lange nicht mehr sprechen können, ein Lied, wie z.b. ein Gute-Nacht-Lied vollständig von Anfang bis Ende singen können.[38]

Demnach sollten Lieder ausgewählt werden, die das Langzeitgedächtnis ansprechen, denn was in der Jugend an Gedichten oder Reimen auswendig gelernt wurde, wird lange behalten.[39]

Manchmal beginnen Demenzkranke eine Kommunikation, indem sie „musizieren". Mit Musizieren ist nicht das Spielen eines Instrumentes gemeint, sondern andere Ausdrucksmöglichkeiten wie z.b. Klatschen oder Summen.[40]

Musik kann auch dazu dienen, Verständnis von Alltagshandlungen zu vermitteln. So kann vor einem Spaziergang das Lied „Im Frühtau zu Berge", und vor dem Schlafengehen „Guten Abend, Gute Nacht" zur Orientierung gesungen werden, dass es jetzt abends und Zeit zum Schlafen ist.[41]

5.2.3 Objekte als Schlüssel

Objekte, Gegenstände zu sehen, berühren, riechen und/oder sogar schmecken zu können, aktivieren die Aufmerksamkeit und die Auseinandersetzung damit durch den Einsatz verschiedener Sinnesreize gleichzeitig.

Natürlich ist es auch hier förderlich, die früheren Aktivitäten und Interessen des Erkrankten zu kennen, denn so besteht die Chance, diejenigen Dinge gezielt auszuwählen, die dem Demenzkranken bekannt und vertraut sind. Anschließend kann darüber gesprochen werden, was man mit den Objekten verbindet und welche Erinnerungen wach gerufen werden.[42]

Einer Floristin, die immer Spaß daran hatte, viel in der Natur zu sein, kann man eine Rose in die Hand geben. Die Kontaktperson kann helfen zu beschreiben, wie zart und rot die Blütenblätter sind, wie gut die Blume riecht und wie spitz sich

---

[38] Vgl. Haberstroh, Dr. Julia/ Pantel, Prof. Dr. Johannes/ Neumeyer, Katharina: Kommunikation bei Demenz, 2011, S. 44.
[39] Vgl. Osborn, Caroline/ Schweitzer, Pam/ Trilling, Angelika: Erinnern, 1997, S. 60.
[40] Vgl. Schneberger, Margarete/ Jahn, Sonja/ Mariono, Elfriede: „Mutti lässt grüßen...", 2010, S. 45.
[41] Ebd., S. 66.
[42] Bowlby Stifton, Carol: Das Demenz-Buch, 2011, S. 291.

die Stacheln an dem Stiehl anfühlen. Die Demenzkranke könnte nun erzählen, wie man Rosen am besten anpflanzt, pflegt oder vom wem sie schon einmal in ihrem Leben eine Rose geschenkt bekommen hat.

An dem Beispiel kann man erkennen, dass Wissen und alltägliche Handlungen aus dem ausgeübten Beruf immer noch im Gedächtnis verankert sind und abgerufen werden können.[43]

Grundsätzlich sollte darauf geachtet werden, dass der Demenzkrake von vertrauten und persönlichen Dingen umgeben ist, vor allem wenn er nicht mehr in seinem Haus, sondern in einem Altenheim wohnt. Fotos, Schmuck, Möbelstücke, oder Geschenke von Angehörigen sorgen für ein Gefühl des Wohlbefindens.

6 Ziele der Biografiearbeit mit dementiell erkrankten Senioren

Die Ziele, die in der Biografiearbeit mit Demenzkranken verfolgt werden, bewegen sich auf drei Ebenen: Der Lebensbilanz, Lebensbegleitung und Lebensplanung.

6.1 Lebensbilanz

Die Lebensbilanz bezieht sich auf die „(...) Aktivierung der Vergangenheit, der Selbstvergewisserung und der Erzeugung eines Zugehörigkeits- und Beheimatungsgefühls (...)".[44] Durch Reflektieren der eigenen Lebensgeschichte wird eine Einsicht in die Entwicklung der eigenen Persönlichkeit ermöglicht. Indem wir noch einmal bewusst an Entscheidungen zurückdenken, die zu prägnanten Erlebnissen oder sozialen Kontakten geführt haben, kann nachvollzogen werden, was uns zu dem Menschen gemacht hat, der wir heute sind.

„Nur wer sich erinnern kann, weiß, wer er ist. In unserer Lebensgeschichte finden wie die Wurzeln für Selbstvertrauen und Individualität."[45] Der Demenzkranke erfährt durch die Biografiearbeit immer wieder, was ihn ausmacht, welche Menschen ihm nahegestanden haben oder zu wem er heute noch eine enge Beziehung hat, und findet so den Zugang zu seinem Selbst.

Indem wir eine Lebensbilanz ziehen, geschieht dies mit einer Lebensbewertung. Ob wir unser bisheriges Leben als gelungen, vielfältig und erfolgreich oder nicht

---

[43] Vgl. Osborn, Caroline/ Schweitzer, Pam/ Trilling, Angelika: Erinnern, 1997, S. 56.
[44] Klingenberger, Hubert: Handbuch Altenpädagogik, 1996, S. 126.
[45] Osborn, Caroline/ Schweitzer, Pam/ Trilling, Angelika: Erinnern, 1997, S. 18.

einschätzen, entscheidet maßgeblich über die Zufriedenheit im Alter. Die Hauptaufgabe besteht darin, mit den Ereignissen seinen Frieden zu schließen.

6.2 Lebensbewältigung

Die Lebensbewältigung- oder Begleitung dient dem Bezug auf Gegenwart. Damit sind einerseits natürlich die Pflege und die Versorgung und andererseits die Unterstützung im Alltag, Betreuung und Beschäftigung des Menschen gemeint.

Neben der Auseinandersetzung mit der Vergangenheit durch Biografiearbeit ist es wichtig, einen Blick auf das Hier und Jetzt zu haben, denn „Für Menschen mit Demenz zählt nur die Gegenwart."[46]

Deshalb geht es darum, den jetzigen Augenblick auszugestalten, sodass er von dem Demenzkranken positiv und angenehm empfunden wird. Es geht darum, die Grundbedürfnisse zu befriedigen, die jeder Mensch hat. Die Biografiearbeit kann dem Demenzkranken nicht nur ein Gefühl der Anerkennung und des Akzeptiert-Werdens geben, sondern „Die Pflege der Erinnerungen ermöglicht den älteren Menschen, sich als kompetent, sozial integriert und aktiv zu erleben."[47]

6.3 Lebensplanung

Die Lebensplanung bezeichnet den Blick in die Zukunft, sie ist ein „(…) ganzheitliches Geschehen: Kognitiv werden Vorstellungen von der Zukunft entwickelt; diese werden emotional bewertet und dementsprechend pragmatisch Handlungspläne entworfen."[48] Wie bereits beschrieben, lebt der Demenzkranke im Moment und kann sich alles, was noch kommt und passieren wird, schwer bis gar nicht vorstellen: „Das Morgen ist kaum vorstellbar, kaum berechenbar, kaum verständlich."[49]

Hier gilt es, sensibel darauf zu reagieren, dass die Betroffenen individuell zu bestimmten Tageszeiten oder in Situationen ansprechbarer sind als in anderen. Das ist möglichst herauszufinden und zu berücksichtigen. Auch vor dem

---

[46] Bowlby Stifton, Carol: Das Demenz-Buch, 2011, S. 84.
[47] Kompetenznetz Demenz e.V., Mannheim, URL http://www.kompetenznetz-demenzen.de/betroffene/therapien/weitere-therapien/ (aufgerufen am 28.09.2015).
[48] Klingenberger, Hubert: Handbuch Altenpädagogik, 1996, S. 126.
[49] Bowlby Stifton, Carol: Das Demenz-Buch, 2011, S. 84.

Hintergrund einer ständigen Verschlechterung sind „lichtere", längere Phasen bis hin zu Momentaufnahmen wahrzunehmen und zu berücksichtigen.

Die Biografieabeit kann dem Erkrankten einen besseren Zugang zu den eigenen Wünschen und Bedürfnissen ermöglichen. Damit bekommt er die Chance, eigene Wünsche wahrzunehmen, zu äußern und zu realisieren. Ziel sollte außerdem sein, den dementen Menschen so lange wie möglich an allen Entscheidungen, die ihn unmittelbar betreffen, zu beteiligen. Indem ihm mittels des Biografiebogens immer wieder die Selbständigkeit und Autonomie der Vergangenheit vor Augen geführt wird, behält er einen Bezug zur grundsätzlichen Eigenverantwortung für sein Leben. Inwieweit sich diese Ziele realisieren lassen, hängt davon ab, ob damit schon im frühen Stadium der Krankheit begonnen wird und wie sich der weitere Verlauf gestaltet.

Auch für die Angehörigen kann der Biografiebogen den Prozess des Abschiednehmens begleiten. Gemeinsame Erinnerungen werden noch einmal angesprochen und gewürdigt. Auch das vorsichtige Annähern an die existentiellen Themen wie die Angst vor dem Sterben und dem Tod gehört dazu, d.h. die Vorstellung davon, wie sich der Erkrankte einen würdigen Abschied vorstellt – bis hin zur eigenen Beerdigung. Für alle an der Biografiearbeit Beteiligten gilt es auszuhalten, dass es keine Heilung und noch nicht einmal eine Besserung geben kann: der dementielle Mensch wird nie wieder so werden, wie er früher einmal war.

7 Fazit

Zusammengefasst ist die Erinnerungspflege eine Möglichkeit, Demenzkranke dabei zu unterstützen, ihre eigenen Geschichten zu einer Lebensgeschichte werden zu lassen. Auf der Beziehungsebene werden durch verschiedene Gedächtnisstützen Erinnerungen aktiviert, das alltägliche Wohlbefinden und Selbstwertgefühl werden gestärkt.

Indem man den Menschen da abholt, wo er individuell steht, und sich mit ihm auseinandersetzt, wird nicht auf seine Schwächen eingegangen, sondern die Stärken und immer noch existenten Fähigkeiten werden gesucht und eingesetzt.

Die Biografiearbeit führt zurück in die Vergangenheit und stärkt damit die noch vorhandenen Ressourcen für die Gegenwart und die Gestaltung der letzten Lebensphase.

Die Biografiearbeit in der Altenpflege wird weiterhin an Bedeutung und Relevanz zunehmen, denn zu den vielen Demenzerkrankten gehören noch mehr Angehörige, Freunde und Freundinnen sowie Pflegende. Insofern wird vermutlich jeder Mensch in unserer Gesellschaft früher oder später mit diesem Thema konfrontiert – auch wenn er nicht selbst erkrankt.

Die gemeinsame biografische Erinnerungspflege bewahrt nicht nur für den Demenzkranken, sondern für die Gesellschaft ein wichtiges historisches „Denkmal". Die Erfahrungen und Geschichten dieser „Zeitzeugen" gehören zu unserer Kultur und Geschichte.

Die Erfahrung dieser Form von Begleitung und Wertschätzung verändert auch den Familien- und Freundeskreis von dementiell Erkrankten. Jeder ist aufgerufen, sich mit diesem wichtigen Thema auseinanderzusetzen. Das markiert schon den Beginn einer Biografiearbeit, die ihren Anfang bereits vor einer Erkrankung hat.

Auch in einer so globalisierten Welt wie der unseren werden damit die grundlegenden kulturellen Verständigungen auf der Basis von Erzählen, Erinnern, Singen und sinnlichen Wahrnehmungen bewahrt. Mit der Familie z.B. über die eigene Kindheit zu sprechen hilft, die eigene Entwicklung und den Lebenswandel zu vergegenwärtigen.

Literaturverzeichnis

Bowlby Stifton, Carol: Das Demenz-Buch. Ein „Wegbegleiter für Angehörige, Pflegende und Aktivierungstherapeuten", Bern 2011, 2. Auflage.

Bundesministerium für Gesundheit: Zukunftswerkstatt Demenz, 03.08.2015 URL https://www.bundesgesundheitsministerium.de/themen/pflege/demenz/zukunftswerkstatt-demenz.html (zuletzt aufgerufen am 27.09.2015).

Der Brock Haus. In einem Band. Leipzig 2005, 11. Auflage.

Haberstroh, Dr. Julia/ Pantel, Prof. Dr. Johannes/ Neumeyer, Katharina: Kommunikation bei Demenz. Ein Ratgeber für Angehörige und Pflegende, Heidelberg 2011.

Huge, Diplom-Pädagoge Dr. Wolfgang: Körpersprache im Praxisalltag. In: Praxisteam professionell Arztpraxis (PPA), Bad Essen 29.01.2010, Ausgabe 02/2010 Seite 18, URL http://www.iww.de/ppa/archiv/patientenkommunikation-koerpersprache-im-praxisalltag-f29299 (zuletzt aufgerufen am 27.09.2015).

Klingenberger, Hubert: Handbuch Altenpädagogik: Aufgaben und Handlungsfeder der ganzheitlichen Geragogik, Bad Heilbrunn 1996.

Kompetenznetz Demenz e.V., Mannheim, URL http://www.kompetenznetz-demenzen.de/betroffene/therapien/weitere-therapien/ (zuletzt aufgerufen am 28.09.2015).

Osborn, Caroline/ Schweitzer, Pam/ Trilling, Angelika: Erinnern. Eine Anleitung zur Biographiearbeit mit alten Menschen, Ettenheim 1997.

Schneberger, Margarete/ Jahn, Sonja/ Mariono, Elfriede: „Mutti lässt grüßen...". Biografiearbeit und Schlüsselwörter in der Pflege von Menschen mit Demenz, Hannover 2010, 2. Auflage.

Stechl, Elisabeth/ Steinhagen-Thiessen, Elisabeth/ Knüvener, Catarina: Demenz- mit dem Vergessen leben. Ein Ratgeber für Betroffene, Frankfurt am Main 2008.

Wehner, Lore/ Schwinghammer, Alva: Sensorische Aktivierung. Ein ganzheitliches Förderkonzept für hochbetagte und demente Menschen, Wien 2009.

BEI GRIN MACHT SICH IHR WISSEN BEZAHLT

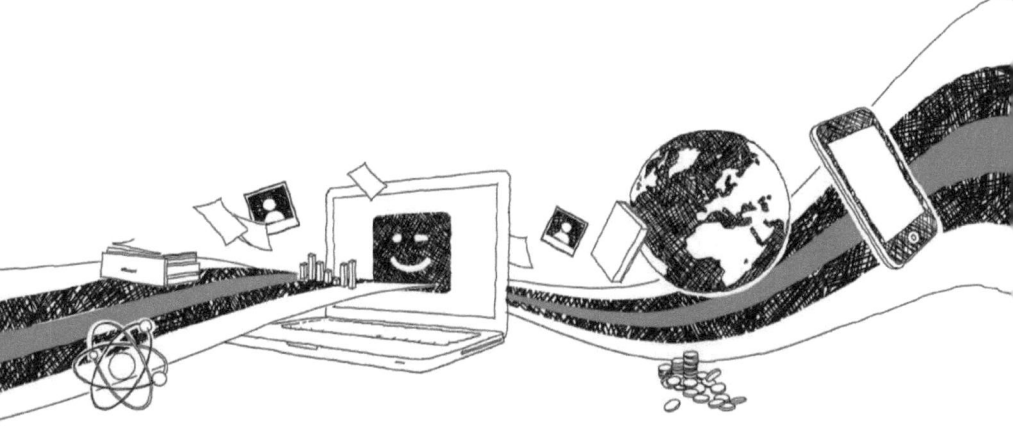

- Wir veröffentlichen Ihre Hausarbeit,
  Bachelor- und Masterarbeit

- Ihr eigenes eBook und Buch -
  weltweit in allen wichtigen Shops

- Verdienen Sie an jedem Verkauf

Jetzt bei www.GRIN.com hochladen
und kostenlos publizieren

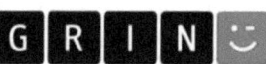